FORSCHUNGSBERICHT DES LANDES NORDRHEIN-WESTFALEN

Nr. 2621/Fachgruppe Medizin

Herausgegeben im Auftrage des Ministerpräsidenten Heinz Kühn
vom Minister für Wissenschaft und Forschung Johannes Rau

Prof. Dr. med. Franz Ehring
Dr. rer. nat. Johannes Schumann
Dr. med. Werner Voss

Fachklinik Hornheide für Tumoren, Tbc und
Wiederherstellung an Gesicht und Haut, Münster-Handorf

Vitalmikroskopie der Haut im Auflicht

Teil I : Die Vitalhistologie der Haut
Teil II: Die Vitalhistologie der Pigmenttumoren

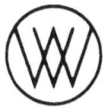

WESTDEUTSCHER VERLAG 1977

© 1977 by Westdeutscher Verlag GmbH. Opladen
Gesamtherstellung: Westdeutscher Verlag

ISBN-13: 978-3-531-02621-3   e-ISBN-13: 978-3-322-88152-6
DOI: 10.1007/978-3-322-88152-6

Inhalt

Teil I: Die Vitalhistologie der Haut
         F. Ehring und J. Schumann 5

Einleitung 5

Die Befunde 6

Histochemische und histophysikalische Befunde 10

Physiologische Befunde 11

Die Untersuchungstechnik 13

Schlußwort 14

Teil II: Die Vitalhistologie der Pigmenttumoren
         W. Voss und J. Schumann 15

Einleitung 15

Vitalhistologisches Bild der Pigmenttumoren 17

Morphologie der Epidermiszellen in Pigmenttumoren 18

Intrazelluläre Pigmentverteilungen 21

Corium-Epidermis-Grenze 21

Coriumpapillen 22

Pigmentierung des Coriums 25

Die Kapillaren 25

Hämatogene Pigmentierungen 26

Kriterien maligner Entartung 26

Diskussion 27

Literaturverzeichnis 31

Abbildungen 37

Teil I: Die Vitalhistologie der Haut
     F. EHRING und J. SCHUMANN

Einleitung

Schon seit hundert Jahren bemüht man sich darum, mit einem Mikroskop unmittelbar in die lebende Haut eines Menschen oder Versuchstieres hineinzusehen. Man will so die Gewebsbestandteile in ihrem natürlichen Zustand untersuchen und dabei auch flüssige Bestandteile auf ihrem Weg durch das Gewebe verfolgen, vielleicht auch Funktions- und Regenerationsvorgänge unmittelbar erfassen. Auf diese Weise soll die Grenze überschritten werden, welche der klassischen Histologie schon von der Methode her gesetzt ist. Ihr Objekt, ein "Schnitt", ist ja immer abgestorbenes und durch das Fixieren, Schneiden und Färben erheblich verändertes Gewebe (12).

Eine derartige "Vitalmikroskopie" stieß jedoch auf manche widrige Umstände. Man hat nicht eine Fläche, sondern einen Raum unter dem Mikroskop. Man kann nicht weiter in ihn eindringen, als der Arbeitsabstand des Objektives reicht. Das ungefärbte Gewebe läßt kaum Strukturen erkennen, zumal es nur im Auflicht untersucht werden kann. Auch ist es schwer, lebendes Gewebe, z.B. eine menschliche Hand, mikroskopisch ruhig zu stellen.

So nimmt es nicht Wunder, daß man auf diese Weise lange Zeit nur den Blutstrom in den obersten Gefäßen sah, nicht einmal die Gefäße selbst. PETRUS BORELLUS fand ihn 1655 unter dem Nagel, DONDERS 1864 (9) an der Augenbindehaut, HUETER 1879 (29) an der Lippe (Cheilangioskopie), LOMBARD 1911 (36) nach Auftropfen von Öl auch unter der Haut. Auch die hieraus von WEISS (69), OTFRIED MÜLLER (42) und WALTER JAENSCH (32) entwickelte "Kapillarmikroskopie" sowie die "Dermatoskopie" von SAPHIER (48), BETTMANN (3, 4, 5) u.a. sind methodisch hierüber kaum hinausgekommen. Dabei hat VONWILLER schon 1927 (68) mit einem hierzu speziell entwickelten Spaltopakilluminator (Leitz) eine Art Auflicht-Dunkelfeldbeleuchtung von großem Auflösungsvermögen entwickelt. Mit ihr ließen sich auch Epithelzellen und ihre Kerne (Karyoskopie), Gefäße und die Cutis-Epidermisgrenze (63) am Fingernagelwall sichtbar machen.

In der Zwischenzeit hat die Technik der Mikroskopie, Beleuchtung und Bildwiedergabe weitere Fortschritte gemacht. Diese ermöglichen es uns, die oben aufgezählten mikroskopischen Untersuchungsmethoden zu einer "Vitalhistologie der obersten Hautschichten" weiter zu entwickeln. Dabei gelang es, die Vergrößerung durch bis zu 75fache Immersionsobjektive zu steigern, das Gewebe auch vital anzufärben und die Kontraste auf Fotogrammen, Filmen und Fernsehen noch zu steigern.

Wenn der Blick in unverletzte Haut auch erst bis ins Stratum papillare des Coriums reicht, so liegen schon hier genügend lohnende Untersuchungsobjekte. In den folgenden Kapxiteln sind die bisherigen Ergebnisse dargestellt und am Schluß die Technik der Untersuchungen erläutert. (Die Literatur zur Kapillarmikroskopie an der Haut, welche in erster Linie angiologische Fragen verfolgt, ist bei OTFRIED MÜLLER (42) zusammengefaßt und zuletzt von ILLIG (31) - "Die terminale Strombahn" - nochmals kritisch ausgewertet worden.)

Die Befunde

Beim Blick durch das Mikroskop auf die lebende menschliche Haut sieht man zuoberst das Stratum disjunktum. Dieses bildet aber keine geschlossene Schicht. Die Zellen lösen sich nur an einigen Stellen, hemmen hier aber den Blick in tiefere Schichten. An der Fingerbeere sind die Papillenleisten und Schweißgrübchen zu erkenn-en.

Der Blick in tiefere Schichten wird erst frei, wenn man die Hautoberfläche durch einen Tropfen Öl einebnet. Nun sieht man in der Papillenleiste 2 Reihen Kapillaren, dazwischen die Schweißgänge. Dort, wo die Schweißgänge zur Hautoberfläche Schweiß abgesondert haben, hebt sich dieser mit dem Gang wie ein kleiner Luftballon am Seil vom aufgetropften Öl ab (13, 45, 62).

An der Kante des Nagelwalls (meist fälschlich Nagelfalz genannt) kann man die obersten Hautschichten wie am histologischen Schnitt von der Seite einsehen (69). In schwacher Vergrößerung sieht man den Blutstrom in einer milchig getrübten Gewebsschicht, welche oberhalb des Stratum germinativum (im Sinne von PATZELT und HERRATH) in eine klar durchsichtige Schicht, das Stratum corneum, übergeht. In letzterem heben sich spiralig gewundene Schweißgänge ab (Abb. 1). (Viele Irrtümer entstanden dadurch, daß viele Autoren in dieser Grenze die Papillengrenze sahen.)

In starken Vergrösserungen löst sich die oberste klare Schicht in parallel liegende Hornplättchen auf. Am Schweißgang wird sichtbar, daß seine Wand aus eigenen zu den übrigen senkrecht stehenden Zellen besteht (Abb. 2) (13). Die getrübte Schicht besteht aus Epithelzellen, in welchen auch Kerne zu erkennen sind. Manchmal kann man auch Interzellularbrücken darstellen.

Im Stratum granulosum kann man auch ohne Anfärbung die Granulierung der Zellen erkennen. Von der Basalzellschicht ist in starker Vergrößerung das Bindegewebe der Papille abgrenzbar. In ihm kann man Fasern, unter günstigen Umständen einige Zellen ausmachen.

Ein grosser Teil der Papille wird von der Kapillare ausgefüllt. Sie gleichen normalerweise einer Haarnadel (64, 69). Erst in starker Vergrößerung sieht man die Gefäßwand selbst (Abb. 3). Sie stellt sich als feines in der Regel gleichmäßiges Band dar. Die Dicke des lebenden Endothels außerhalb von Endothelkernen betrug 0,8 - 1,2 µm. Das Lumen der Kapillare läßt sich so sicher bestimmen. Wir haben an menschlichen Hautkapillaren unter normalen Bedingungen nie beobachtet, daß das Endothel seine Dicke oder das Lumen der Kapillaren die Weite verändert hat, weder bei spontanen Störungsveränderungen, noch bei leeren Kapillaren, auch nicht bei längerer Beobachtung.

Am Schaltstück sieht man bisweilen lebende Endothelkerne. Es sind ovoide oder spindelförmige Gebilde, 2 - 3 µm breit und 4 - 7 µm lang.

Injiziert man ein basisches Fluorochrom, z.B. Acridinorange oder Coriphosphin O, so färben sich die Endothelkerne an. Auf einer Länge von 100 um wurden in der Regel 8 - 9 Kerne gezählt. Das würde für eine durchschnittliche Länge der Endothelzellen von 12 um sprechen, vorausgesetzt, daß sie sich nicht zu stark überlappen. Wie am histologischen Schnitt haben also auch in der lebenden Haut die Endothelkerne eine Affinität zu basischen Farbstoffen (18).

An einzelnen Kapillaren sieht man Aneurysmen. Es sind sackförmige Ausbuchtungen, manchmal nur mit Plasma, manchmal mit Blutkörperchen gefüllt (19). Eine besondere Krankheit liegt aber nach unseren bisherigen Beobachtungen dieser Anomalie nicht zugrunde.

Im Gefäß sieht man bei starker Vergrößerung die Blutkörperchen im Plasmastrom. Die Erythrozyten sind auch im strömenden Blut und bei Gesunden oft in Geldrollenform gelagert (60). Leukozyten stehen bei langsamer Strömung meist randständig. Frei im Plasma schwimmen die Thrombozyten, spindelförmige Gebilde von 1,2 x 4 - 2,5 x 6 μm "Lebensgröße" (53).

Die Pigmentierungsmuster der Haut sind bereits bei schwacher Vergrösserung gut zu erkennen. Das Pigment (Melanin) liegt zum größten Teil in der Basalschicht. Bei starken Vergrößerungen läßt sich die Lage des Pigments genau ausmachen. Teilweise gruppert sich das Pigment um den Zellkern, teilweise wird es nur an den Zellrändern gefunden. Bisweilen entsteht der Eindruck, daß das Pigment auch intercellulär liegen kann (Abb. 4) (53).

Bei Versuchstieren, z.B. beim Kaninchen und beim Meerschweinchen, kann besonders bei dunklen Rassen die Pigmentierung viel deutlicher beobachtet werden. Auch hier gruppierten sich die Pigmentkörner meist um die Zellkerne. Nur bei geringerer Pigmentierung liegen sie an den Zellrändern. Melanocyten sind meist größer als die sie umgebenden Epidermiszellen. Ihre Zellkörper enthalten oft weniger Pigment als die Dendriten. Diese können wegen ihres starken Melaninghaltes gut in der Epidermis verfolgt werden (Abb. 5). Ihre Endungen scheinen nach den

bisherigen Beobachtungen stets intercellulär zu liegen. Auch frisch
ausgeschüttetes Pigment wird zuerst zwischen den intercellulären
Brücken beobachtet (54).

Die Schleimhäute des Mundes weisen durch die fehlende Keratinisierung keine oder nur sehr selten granulierte Zellen auf. Da die Hornschicht fehlt, wird der Blick in den subpapillären Plexus frei. Arteriolen und kleine Venen sind so an den Schleimhäuten besser zu beobachten als an der äußeren Haut. Auch ist die Endstrombahn häufig anders organisiert. Haarnadelförmige Kapillaren werden in der Regel nur an den Schleimhauträndern, z.B. am Zahnfleischsaum, gefunden, während sonst eine netzförmige Anordnung der Endstrombahn überwiegt (43).

Eine netzförmige Anordnung der Endstrombahn wurde auch an fast allen Teststellen in der Haut von Versuchstieren (Kaninchen, Meerschweinchen, Maus, Ratte) beobachtet. Hier sitzt die Epidermis in der Regel der Cutis flach auf. Ihr unverhornter Anteil besteht oft nur aus zwei Zellagen. Die Bindegewebspapillen fehlen. Die verschiedenen Schichten der Epidermis sind in der Aufsicht nur einzeln einzustellen. Dennoch lassen sich deutlich nicht granulierte Schichten und granulierte Schichten voneinander unterscheiden. Die intercellulären Brücken sind, wie beim Menschen, in den oberen Schichten stärker ausgeprägt als in den unteren (54). Wegen der dünnen Epidermis und der fehlenden Bindegewebspapillen ist es in der Versuchstierhaut leichter möglich, Bindegewebsfasern und -zellen verschiedener Struktur und Größe zu erkennen. In den granulierten Bindegewebszellen lassen sich Granula mit Vitalfarbstoffen, z.B. Azur II, Methylenblau oder Toluidinblau, anfärben. Mit Azur II gelang dabei eine selektive Anfärbung von Granula in endothelnahen Zellen (56). Die Gefäße sind wegen der netzförmigen Anordnung der terminalen Strombahn bei Versuchstieren in ihrer Gesamtheit besser sichtbar. Neben den Kapillaren sind auch die vor- und nachgeschalteten Gefäße zu beobachten. Dadurch werden Studien am Epithel erleichtert.

Histochemische und histophysikalische Befunde

Kombiniert man die Vitalmikroskopie mit der Vitalfärbung durch kathodische Fluorochrome mit unterschiedlichen pH-Werten, so lassen sich in etwa die isoelektrischen Punkte der Gewebseiweiße bestimmen. Denn oberhalb der isoelektrischen Punkte haben amphotere Eiweißsysteme ein Speicherungsmaximum für kathodische Fluorochrome (66). An der toten Haut sind solche Fluorochromierungsversuche häufig durchgeführt worden (1, 6, 65).

In der lebenden Haut des Menschen und Kaninchens beginnen die isoelektrischen Punkte der Gewebeiweiße im sauren Bereich, etwa bei pH 4,5 und nähern sich in der Hornschicht dem Neutralpunkt. Sie liegen im Stratum granulosum etwas unter pH 6,5. Vergleiche mit den Untersuchungen an der toten Haut ergaben, daß zwischen toter und lebender Haut geringfügige Ladungsunterschiede bestehen. Die Ladungsverhältnisse entsprechen einander, sind aber in toter Haut ein wenig zur sauren Seite hin verschoben (53).

Bei Versuchen, Kernstrukturen in der Epidermis durch Fluorochrome (Coriphosphin O oder Acridinorange) vitalmikroskopisch sichtbar zu machen, war das Ergebnis der Färbungen vom pH-Wert der Farbstofflösungen abhängig (55). Bei pH-Werten zwischen 4,5 und 6,8 hoben sich die Kerne klar und scharf begrenzt vom dunklen Untergrund ab. Die Kerngrenzschichten fluoreszierten besonders kräftig (Abb. 6). Im alkalischen Milieu färbten die Fluorochrome die Epidermiskerne ebenfalls an, die Fluoreszenz war jedoch schwächer und homogen, nur der Nucleolus hob sich noch ab. Diese Unterschiede lassen vermuten, daß möglicherweise eine Milieuwirkung auf das lebende Karyoplasma dargestellt wurde (23).

Geht man davon aus, dass im Vitalzustand das Karyoplasma weitgehend homogen ist, wie es sich auch bei ungefärbten Bildern darstellt, so könnte man die bei Färbungen im sauren Bereich sichtbar werdenden Strukturen als "Vitalartefacte" bezeichnen. Die Färbungen im alkalischen Milieu würden folglich den normalen "Vitalzustand" des Karyoplasmas wiedergeben.

Physiologische Befunde

Ein besonderer Vorteil der Vitalhistologie liegt darin, daß mit ihr auch Flüssigkeitsströme in der Haut sichtbar gemacht werden können (Abb. 7). Injiziert man anodische Farbstoffe (Fluorescein-Na, Primulin, Evans Blau) in die Endgefäße, so läßt sich der Austritt dieser Farbstoffe aus den Gefäßen, ihre Passage durch das Bindegewebe, der Durchtritt durch die Cutis-Epidermisgrenze und ihr Weg durch die interepithelialen Spalten der Epidermis als "interstitieller Kreislauf" direkt beobachten (11, 16, 57, 58).

Auch kathodische Farbstoffe (Coriphosphin, Acridinorange und Methylenblau) verlassen nach Injektion die Endgefäße, verhalten sich jedoch im perikapillären Raum anders als anodische Farbstoffe. Sie werden teilweise vom Endothel und von Bindegewebszellen aufgenommen. Teilweise passieren sie die Cutis-Epidermisgrenze - allerdings langsamer - und gelangen in die Zellen der Epidermis. Teilweise erfolgt eine Ausscheidung des Farbstoffes über die Hornschicht nach außen (Methylenblau).

Während flüssige Bestandteile des Blutes durch die gesunde Gefäßwand treten können, setzt der Durchtritt von Erythrozyten wohl immer eine Störung voraus. An den Kapillaren des menschlichen Nagelwalles, der subungualen Matrix (indirekt) der Nagelmatrix ließ sich vitalhistologisch eine häufige Sonderform haemorrhagischer Diathesen, die "Mikropurpura papillaris" abgrenzen. Tägliche und langfristige Beobachtungen an den zu Blutungen neigenden Kapillaren z.T. über Jahre machten bemerkenswerte Besonderheiten im Rhythmus, in der Verteilung und Lokalisation dieser Blutungen und damit wohl auch der Kapillarfunktion sichtbar (11).

Während tiefer in der Papille austretendes Blut zur Tiefe der Haut abtransportiert wird und hier vitalmikroskopisch nicht mehr verfolgt werden kann, tritt Blut, welches das Gefäß in Epidermisnähe verläßt, in die Epidermis ein und wird von dieser im Rahmen ihrer Regeneration zur Hautoberfläche getragen (11, 15, 16, 45).

An derartigen Extravasaten ließ sich die Regenerationsgeschwindigkeit
der Epidermis messen. Das Stratum germinativum regenerierte sich am
Nagelwall der menschlichen Haut in 71 - 82 Stunden (17). Für den ganzen
Nagelwall lag diese Zeitspanne zwischen 15 und 38 Tagen (15). Am
Nagelwall ist speziell das Stratum corneum stark entwickelt, so daß
man für die übrige Haut niedrigere Werte annehmen kann. Ähnliche Werte
wurden an einem Schweißgang gemessen, der eine kennzeichnende Ausbuchtung besaß. Außer Extravasaten wurden auch ganze Kapillarsequester
vitalmikroskopisch in der Epidermis gefunden.

Fremdkörper haben dabei wenigstens 2 Wege um die Cutis-Epidermisgrenze
zu durchdringen. Entsprechend kleine Körper können in die interepithelialen Spalten eindringen. Größere werden offensichtlich von der
Basalschicht der Epidermis umwachsen und mit der Epidermis an die Hautoberfläche ausgeschieden. Abgestorbene Kapillarschlingen können dabei
regelrecht vom subpapillären Plexus losgerissen werden (15). Diese
Beobachtungen sprechen in Verbindung mit histologischen Untersuchungen
am Schnitt dafür, daß die Haut auch außerhalb der Talg- und Schweißdrüsen exkretorische Fähigkeiten besitzt, wobei die Epidermis mit der
Papille eine Funktionseinheit bildet.

Neben dem Weg, den Stoffe aus den Gefäßen über das Gewebe nach außen
nehmen, läßt sich auch das Eindringen von Stoffen in die Haut und ihre
Resorption in der Haut vitalmikroskopisch beobachten. Wird z.B. Perhydrit auf die Haut oder die Schleimhäute aufgetragen, so entsteht aus
dem Wasserstoffsuperoxyd durch Kastelase chemisch atomarer Sauerstoff,
der sich anschließend zu molekularem Sauerstoff verbindet. Dieser
molekulare Sauerstoff bildet Bläschen, die von der Oberfläche der
Schleimhäute über die interepithelialen Spalten der Epidermis in das
Bindegewebe vordringen. In der Cutis werden diese Sauerstoffbläschen
von den Kapillaren aufgenommen und durch sie abtransportiert (Abb. 8).
An der äußeren Haut dringen die Sauerstoffbläschen nur in die Hornschicht ein. Die Grenze zwischen Hornschicht und Stratum granulosum
kann von ihnen nicht passiert werden. Wird die Hornschicht durch
die Stripping-Methode entfernt, können die Sauerstoffbläschen auch
in das Bindegewebe eindringen. Hier gruppieren sie sich um die Kapillaren, werden aber - im Gegensatz zu den Befunden an den Schleimhäuten -

nicht von diesen aufgenommen, sondern vielmehr im Gewebe allmählich
resorbiert. Lediglich bei verletzten Gefäßen vermögen die Sauerstoffbläschen das Endothel zu durchdringen (61).

Die Untersuchungstechnik

Bei unseren Untersuchungen verwenden wir das Leitzsche Intravitalmikroskop. Zum Aufsuchen von Teststellen, für die Farbstoffinjektionen
und Mikromanipulation haben wir ein schwenkbares Stereomikroskop ein-
gebaut. Bei vitalmikroskopischen Beobachtungen mit "schwachen" Vergrösserungen (etwa bis 150fach bzw. 13faches Trockenobjektiv), verwenden
wir einen Fototubus mit einem 5fach-Revolver mit Trockenobjektiven.

Das Licht wird hier - wie beim Stereomikroskop - seitlich eingestrahlt.
Für histologische und cytologische Untersuchungen mit "starken" Vergrößerungen (maximal 1000fach) verwenden wir als Auflichtilluminator
den Spaltopakilluminator (Leitz) nach VONWILLER. Es wird mit Immersionsobjektiven (Öl- und Wasserimmersionen) bestückt. Für diese starken
Vergrößerungen benutzen wir die Objektive 25 : 1, UO 60 und UO 75.

Als Lichtquelle verwenden wir die Niedervoltlampe für Routinebeob-
achtungen und bei Dauerversuchen, bei der Fotographie die Xenonlampe CSX
150 sowie den Quecksilberhöchstdruckbrenner CS 150 für fluoreszenzmikroskopische Untersuchungen. Am Intravitalmikroskop lassen sich alle
Beleuchtungsarten leicht gegeneinander austauschen.

Für die Fotographie ist bei der Vitalmikroskopie eine automatische
Kleinbildkamera erforderlich. Die Kamera Orthomat (Leitz) hat sich
bei unseren Untersuchungen bewährt. Filmempfindlichkeit und Bildanteil
werden automatisch gemessen, und der Film wird automatisch transpor-
tiert. Die Hände bleiben zum mikroskopieren frei. Wechselkassetten
ermöglichen es, das Filmmaterial schnell zu wechseln.

Das Filmmaterial sollte feinkörnig sein und ein gutes Auflösungsvermögen besitzen (z.B. Copex Ortho). Bei "harter" Entwicklung (z.B.
Rodinal 1 + 10,6 Min.) kann der Kontrast der Aufnahmen gesteigert und
die Belichtungszeit verkürzt werden. Bei fluoreszenzmikroskopischen

Aufnahmen sind natürlich hochempfindliche Emulsionen zu empfehlen
(z.B. Ektachrome High Speed).

Der Einsatz einer Fernseheinrichtung macht eine elektronische Verstärkung des Bildkontrastes möglich. So läßt das übertragene Bild oft mehr Strukturen erkennen als das direkt beobachtete. Außerdem ist bei den Fernsehkameras nur eine geringe Lichtstärke erforderlich. So wird die Gefahr von Gewebsschädigungen verringert. Mit Hilfe eines Videorecorders kann das Fernsehbild auch aufgezeichnet werden, wenn das Licht für empfindliche Filmmaterialien nicht mehr ausreicht (näheres z. Technik s. SCHUMANN (59).

Für die Lagerung und Ruhigstellung der Versuchsobjekte können keine Standardeinrichtungen angegeben werden. Sie müssen jeweils den Erfordernissen angepaßt werden, für welche in der Literatur verschiedene Möglichkeiten beschrieben worden sind.

Schlußwort

Mit diesen Untersuchungen ist lediglich die Basis für eine allgemeine Vitalhistologie gelegt und an einzelnen Beispielen die Verwendbarkeit für spezielle Probleme der Forschung und Klinik gezeigt. Weder technisch noch vom Objekt her sind damit die Möglichkeiten der Vitalhistologie ausgeschöpft. In enger Zusammenarbeit zwischen dem Laboratorium und der optischen Industrie ist auf diesem Gebiet sicher noch mancher Fortschritt zu erwarten.

Teil II: Die Vitalhistologie der Pigmenttumoren
W. VOSS und J. SCHUMANN

Einleitung

Eine Vitalhistologie der Haut ist die Voraussetzung für eine weitere
Anwendung der Vitalmikroskopie. Sie bildet die Basis für histopathologische Vitaluntersuchungen und ihren möglichen Einsatz als Diagnosehilfe. Bei Pigmenttumoren der Haut bietet sich die Vitalmikroskopie
als nichttraumatisierende Diagnosehilfe fast zwangsläufig an:
- Sie kommt der Idealforderung der Histologie, d.h. das Gewebe im
  möglichst lebensnahen Zustande untersuchen zu können, sehr entgegen.
- Sie erfordert für die Diagnosestellung keine Probeexzision.
- Sie ermöglicht eine Inspektion der Haut an jeder beliebigen
  Körperstelle.
- Sie beeinflußt das zu untersuchende Gewebe in keiner Art und
  Weise.

Um die einzelnen Pigmenttumoren genauer diagnostizieren und damit
auch entartete Naevuszellnaevi früher, besser und sicherer erkennen
zu können, wurde eine Vitalhistologie pigmentierter Hauttumoren erarbeitet.

Pigmentierte Hauttumoren unterscheiden sich nach der Art des Pigmentes,
das Melanin, eisenhaltiges Pigment oder Fremdkörperpigment sein kann.
Dementsprechend trennt man den Naevus spilosus, die verschiedenen
Formen des Naevuszellnaevus und das pigmentierte maligne Melanom
zum einen von den Hämangiomen, dem Histiozytom und den Blutzysten,
zum anderen von den Schmutzpartikeleinsprengungen. Da die Therapie
sehr unterschiedlich ist, kommt der klinischen Diagnose eine große
Bedeutung zu.

Dieses Problem kann in den meisten Fällen durch die intraoperative
Schnellschnittdiagnostik umgangen werden. Mit letzter Sicherheit
ist die Diagnose jedoch erst - wenn überhaupt - am Paraffinschnitt zu

stellen. Zwar hat man sich seit Jahren bemüht, Kriterien aufzustellen,
nach denen man klinisch eine bösartige Pigmentnaevusumwandlung möglichst früh zu erkennen hofft, ohne eine Probeexzision vornehmen zu
müssen, denn die Voraussetzungen für bessere Heilungsergebnisse liegen
in der Frühdiagnose und Frühbehandlung (27, 47,28). In der Literatur
werden folgende 4 "Frühsymptome" einer malignen Entartung genannt:
1. Vergrößerung der pigmentierten Läsion.
2. Verdunkelung der Farbe (= Pigmentzunahme)
3. Juckreiz als Folge der Entzündung.
4. Bluten.
Sie sind jedoch nur grobe Hinweise und im Zweifelsfalle lediglich als
Entscheidungs h i l f e n zu werten (47).

Zahlreiche Methoden zur Frühdiagnose oder zur Diagnosesicherung wurden
deshalb im Laufe der Zeit entwickelt:
1. Messung der Aktivitätszunahme der Tyrosinase
2. Infrarotspektographie
3. Messung der Antityrosinasewirkung des Serums
4. Messung der radioaktiven Isotopenspeicherung
5. Messung des Potentialwiderstandes der Gewebe
6. Nachweis von Tumorzellen im peripheren Blut
7. Nachweis einer Melanurie
(7, 40, 8, 50, 35)

Durchgesetzt hat sich keine dieser Methoden, teils, weil sie zu unspe-
zifisch, und teils weil sie zu umständlich waren (24).

Vitalmikroskopische Untersuchungen an pigmentierten Naevuszellnaevi der
menschlichen Haut wurden von GOLDMAN (20, 21, 22) wiederholt versucht.
Sie scheiterten jedoch an den Mängeln der technischen Durchführung:
Fehlendes Immersionsmittel, zu geringe Endvergrößerungen, zu schwache
Lichtquelle etc.. Das Vitalmikroskop nach NORDMANN und ILLIG in Verbindung mit dem VONWILLER-Illuminator wurde für derartige Fragestellungen bisher noch nicht angewandt. Wir gingen von der Annahme aus,
daß den histopathologischen Merkmalen der einzelnen Pigmentnaevusfor-
men vitalhistologische Kriterien entsprachen. Dabei erfolgte eine

Überprüfung der vitalmikroskopischen Ergebnisse stets anhand der
Histologie. Vitalhistologische und histologische Befunde wurden ver-
gleichend bewertet. Zudem haben wir uns im Rahmen dieser Problem-
stellung bemüht, methodisch die Vitalmikroskopie auf eine breitere
Basis zu stellen. Darüber wird an den entsprechenden Stellen der
Arbeit berichtet.

Die Pigmenttumoren dieser Arbeit stammen von Ambulanzpatienten, denen
sie aus medizinischer Indikation entfernt werden sollten und von
freiwilligen Probanden. Die klinischen Kriterien wie Größe, Oberflä-
chenstruktur, Wachstumstendenz, entzündlicher Hof, Juckreiz, Erosion
und Blutung wurden dabei nebst einer Fotografie schriftlich festge-
halten, wie es in der Literatur wiederholt zu recht gefordert wird(26).

Vitalhistologisches Bild der Pigmenttumoren

Die Pigmenttumoren zeigen vitalmikroskopisch über die Merkmale der
hyperpigmentierten Haut hinaus charakteristische Strukturen, die
schon vital eine Unterscheidung der Pigmenttumoren ermöglichen.
Es handelt sich im besonderen um:

1. Pigmentierungsmuster der Epidermis
2. morphologische Eigenschaften der Epidermiszellen
3. Veränderungen der Cutis-Epidermisgrenze
4. Form und Größe der Coriumpapillen
5. Pigmentierung des Corium
6. hämatogene Pigmentierungen
7. entzündliche Infiltrate

Pigmentierte Coriumpapillenränder - als Darstellung der hyperpigmentierten Basalzellschicht - finden sich in allen untersuchten
Naevuszellnaevi (Abb. 9 a + b). Die Interpapillarräume erscheinen
aber nur dann pigmentiert, wenn größere Melaninmengen im Stratum
spinosum vorhanden sind. Dieses ergab sich aus dem Vergleich vitalhistologischer Aufnahmen und histologischer Horizontalschnitte. Sind
die Coriumpapillen verlängert und das Stratum spinosum pigmentiert,
wie beides bei der Lentigo benigna der Fall ist, dann zeigen sich

vitalhistologisch sehr stark pigmentierte Interpapillarräume. Auch hierbei macht sich die Überanderprojektion der pigmentbeladenen Zellen ("Projektionseffekt") deutlich bemerkbar.

Stark pigmentierte Zellnester und Zellstränge, die von der Epidermis aus bis in das Corium hinabreichen, sind als mehr oder weniger kreisförmig begrenzte Strukturen erkennbar. Sie ähneln in ihrer Form und ihrem dunkelbraunen bis schwarzen Farbton der Pigmentierung eines blauen Naevus. Dort bleibt allerdings - als wichtigstes Kriterium zur Differentialdiagnose - eine perivaskuläre Zone pigmentfrei.

Das bei starker epidermaler Melaninbildung auch im Stratum corneum sichtbar werdende Pigment läßt sich gegen den Untergrund (Basalzellschicht, Coriumpapillen etc.) leicht verschieben. Es tritt in diffus verstreuten Zellen bzw. Zellresten auf.

Ähnlich verhalten sich als Fremdpigment in die Epidermis eingesprengte Schmutzpartikel. Sie sind jedoch in ihrer Form und Abgrenzung klar erkennbar. Mit Hilfe spezieller Äquidensite läßt sich die epidermale Pigmentierung weiter differenzieren.

Morphologie der Epidermiszellen in Pigmenttumoren

Stratum corneum
Es ist normalerweise aufgrund seiner Strukturlosigkeit durchsichtig. Bei starker Pigmentbildung und rascher Regeneration der Epidermis kann man allerdings pigmentierte zelluläre Elemente auch innerhalb des Stratum corneum beobachten (Abb. 10). Hyperkeratotische Bezirke sind beim Mikroskopieren daran zu erkennen, daß bei ihnen der Arbeitsabstand des Objektives durch Verstellen des Immersionsansatzes vergrößert werden muß, um ein gleichwertiges Bild zu erhalten.

Stratum spinosum
Da uns bei den von uns untersuchten Naevuszellnaevi zum einen eine reine Deskription von Zellformen und -größen aus Gründen der Subjektivität als nur wenig ergiebig erschien, zum anderen die Zellformen und -größen für die histologische Diagnose wichtig sind, versuchten

wir in Anlehnung an MISHIMA (41), die Zellen zu charakterisieren
und quantitativ zu erfassen. Anhand der vitalmikroskopischen Foto-
gramme mit mitprojiziertem Maßstab maß und berechneten wir in einigen Fällen folgende Parameter der Stratum-spinosum-Zellen:
1. den größten sichtbaren Zelldurchmesser (G.D.)
2. den kleinsten sichtbaren Zelldurchmesser (K.D.)
3. den mittleren Zelldurchmesser $\frac{(G.D.+K.D.)}{2}$
4. den Quotienten der Zelldurchmesser (G.D./K.D.)
Er gibt Auskunft über die Symmetrie der jeweiligen Zellen und ermöglicht ein zahlenmäßiges Erfassen und Vergleichen von Zellformen: Bei
langgestreckten Zellen wird er größer als 1, bei mehr runden Zellen
nahezu 1. Schon von der Definition her ist er vergrösserungsunab-
hängig, d.h. Fehler in der Größenmessung beeinflussen ihn nicht.
Er eignet sich deshalb besonders gut als Kriterium bei Routineunter-
suchungen.
5. das Produkt der Zelldurchmesser (G.D. x K.D.)

Es wurden dann pro gemessenem Naevus die Durchschnittswerte gebil-
det. Ausgewertet wurden aus den vitalhistologischen Aufnahmen nur
Zellen, die in ihrer vollen Begrenzung sichtbar waren.
Die histologischen Serienschnitte lieferten später die Kontrollwerte.
Diese sind mit Rücksicht auf den Schrumpfungseffekt, der hin und wieder bei der Fixierung und Färbung auftreten kann, entsprechend zu
werten.

Eine generelle statistische Bearbeitung erschien dabei nicht ange-
bracht, weil die Zellzahlen vitalmikroskopischer Berechnungen von
Fall zu Fall recht unterschiedlich waren.

Leider gibt es bisher keine Arbeiten, die verläßliche Größenangaben
über die Zellen und Zellstrukturen der menschlichen Epidermis enthalten. Ein entsprechender Vergleich war deshalb nicht möglich. Lediglich KÖLLIKER (33) gibt die Zellängen mit 7 - 13 um und die Brei-
ten mit 5 - 6 um an. Damit ist aber lediglich ein Größenbereich angegeben.

Die Ergebnisse MISHIMAs (41) konnten bei unseren Untersuchungen
nicht bestätigt werden. MISHIMA ging lediglich von histologischen
Schnitten aus. Die Zahl der vermessenen Zellen gab er nicht an, er-
wähnt werden je Pigmentnaevusform nur 10(!). Er behauptete, coriale
Naevuszellnaevi, Junktionsnaevi und Lentigo maligna durch die Zell-
durchmesserquotienten exakt voneinander trennen zu können.

Die von ihm angeführten Zellgrößen von 15 - 16 um liegen sehr hoch.
Vitalhistologisch und histologisch konnten in keinem Präparat eine
größere Anzahl solch großer Zellen gefunden werden. Es kann nach den
von uns durchgeführten Messungen lediglich die Vermutung geäußert
werden, daß die Form der Epidermiszellen der Naevuszellnaevusformen
auf Wachstumsprozesse an der Corium-Epidermisgrenze schließen läßt:
Je größer die Aktivität ist, desto höher liegt der Wert der G.D./
K.D.-Quotienten, d.h. desto spindeliger sind die Zellen.

Stratum basale
Basalzellen können alle möglichen Formen von flach bis kubisch annehmen (46).
Ein quantitativ faßbares Differenzierungskriterium gegenüber Stratum
spinosum-Zellen gibt es nicht. Wie in der Histologie kann man nur
aus einer engen topographisch-anatomischen Beziehung zu den Corium-
papillaren bei günstiger Einstellung kubischer Zellen erkennen, die
- bei normal pigmentierter Haut - pigmentiert sind. Hierbei kann man
sagen, daß es sich mit einiger Wahrscheinlichkeit um Basaliszellen
handelt. Morphologische Besonderheiten fanden sich in den Pigmenttumoren in diesen untersten epidermalen Zellreihen nicht, soweit sie
mit starken Vergrößerungen überhaupt mikroskopiert werden konnten.
Auf Äquidensitendarstellungen gelang es uns allerdings, die pigmentierten Basaliszellen bei einer Endvergrösserung von 80fach als Dichte
von 0,25 darzustellen.

Naevuszellen
Naevuszellen sind ein entscheidendes Kriterium histologischer Diagnosestellung. Intravital sind Naevuszellen bisher noch nicht beobachtet worden.

An einigen der von uns untersuchten Naevuszellnaevi konnten wir nun
Naevuszellen intravital erkennen und fotographieren. Soweit sie
sichtbar waren, fielen die Naevuszellen als große, blasige Zellen
auf (Abb. 11 a + b). Eine Äquidensitendarstellung zeigt in starker
Vergrößerung eine der Naevuszellen. Intrazelluläre Strukturen bilden
sich als bizarr geformte schwarze Flächen ab. Naevuszellen werden im
Vitalmikroskop nur dann sichtbar, wenn sie in den oberen Coriuman-
teilen möglichst nahe der Epidermis liegen. Zumal in den meisten
untersuchten corialen Naevuszellnaevi konnten sie erst im histologischen Schnitt gefunden werden.

Intrazelluläre Pigmentverteilungen

Die vitalmikroskopisch sichtbare Pigmentierung der einzelnen Epidermiszellen unterscheidet sich grundsätzlich von der histologisch
später erkennbaren. Die histologisch bei normal pigmentierter Haut
beschriebene "kappenförmige" Melaninverteilung über dem Kern ist vitalmikroskopisch nicht darstellbar.

Stattdessen fand sich in den hyperpigmentierten epidermalen Zellen
der von uns untersuchten melaninhaltigen Pigmenttumoren eine Streuung
des Pigmentes über das gesamte Cytoplasma, wobei ein mehr oder weniger
zentral gelegener Zellbereich pigmentfrei blieb (Kernregion?).

Diese vitalmikroskopisch erkennbare Pigmentverteilung scheint der
vitalen zu entsprechen.

Corium-Epidermis-Grenze

Veränderungen der Corium-Epidermis-Grenze spielen bei der Differentialdiagnose der Pigmenttumoren eine wichtige Rolle.

Dabei muß man berücksichtigen, daß beispielsweise die Diagnose "Corialer Naevuszellnaevus" sich in sehr vielen Fällen nach Anfertigung
von Serienschnitten als Fehldiagnose erweist, da Wachstumszonen an
der Grenzfläche Epidermis/Corium erst dann aufgespürt werden können.
KOPF und ANDRADE (34) fanden z.B. in 36 von 45 untersuchten zuvor
als coriale Naevuszellnaevi diagnostizierten Pigmentnaevi "junctional

theques". Die Schwierigkeit liegt darin, daß durch die normalerweise angefertigten 4 - 6 histologischen Vertikalschnitte mikroskopisch nur ein sehr kleiner Abschnitt der Corium-Epidermis-Grenze beurteilt werden kann.

Die Vitalhistologie hat nun gegenüber der normalen Histologie einen entscheidenden Vorteil, den wir einmal "horizontale Ausdehnung des Blickfeldes" nennen möchten, d.h. sie erlaubt es, horizontal ein wesentlich größeres Areal zu überblicken als es naturgemäß im normalen histologischen Vertikalschnitt möglich ist. Damit können Veränderungen, die bei Anfertigung normaler Vertikalschnitte für die Histologie nur bei Herstellung von Schnittserien erfaßt werden könnten, einfacher erkannt werden.

Auflösungen der sonst klaren Corium-Epidermis-Grenze kann man intravital erkennen. Bei einem Naevuszellnaevus in einer sehr wenig pigmentierten Hautregion läßt sich das bei pigmentfreiem Stratum corneum sehr gut zeigen.
Es imponiert dabei vitalhistologisch das Bild einer Auflösung der Papillenbegrenzungen. Das kann soweit führen, daß papilläre Strukturen nicht mehr sichtbar sind.
Treten zu diesem Kriterium verschiedene andere hinzu, muß an ein beginnendes malignes Melanom gedacht werden.

Einschränkend muß man bemerken, daß die Corium-Epidermis-Grenze nur etwa bis zur Mitte der Coriumpapillen hinab der vitalhistologischen Inspektion zugänglich ist. Dadurch entgehen Veränderungen in der unteren Epidermis eventuell der Untersuchung. Dies fällt aber insofern nicht so schwer ins Gewicht, als die typischen Veränderungen im Junktionsnaevus oder im malignen Melanom nicht derart kleinflächig sind.

<u>Coriumpapillen</u>
In der hyperpigmentierten Haut erscheinen in der horizontalen Sichtebene des Vitalmikroskopes die Coriumpapillen je nach Größe und Beschaffenheit als mehr oder weniger rund begrenzte Elemente.

In vielen Naevuszellnaevi beobachtet man immer wieder, daß zur Randzone des Naevus hin das Corium eine mehr leistenförmige Auffältelung zeigte, d.h. im Zentrum des Naevuszellnaevus ist die Austauschfläche Corium/Epidermis am größten. Sie nimmt zur Randzone hin ab.

Nach Anfärbungen mit Fluoreszein-Natrium scheint die Austauschfläche in den Naevus umgebenden normal pigmentierten Haut noch geringer zu sein.

Mit abnehmendem Pigmentgehalt der Basalzellschicht werden die Papillenbegrenzungen undeutlicher sichtbar. In normal pigmentierter (weisser) Haut sind sie nur noch sehr schwer zu erkennen.

An freiwilligen Probanden überprüften wir, ob die Coriumstruktur der Pigmentnaevi mit der der normal pigmentierten Haut (bei derselben Person) übereinstimmte.

Nach der HEIMBERGERschen Technik injizierten wir mit einer feinen Glaskanüle (Durchmesser: 4 - 10 um), die an einem kurzen Plastikschlauch befestigt mit dem Mund zu bedienen war, den Fluoreszein-Farbstoff Uranin (= Fluoresceinnatrium) unter Kontrolle eines Stereomikroskopes.

Nach Wegklappen des Stereomikroskopes konnte man schon 1 - 2 Sekunden nach der Injektion im UV-Licht die Farbstoffbewegungen beobachten und fotographieren. Dabei ergab sich, daß das Fluoreszein-Natrium innerhalb kurzer Zeit (5 - 10 Sekunden) aus dem Corium in die Epidermis diffundierte. Jeweils nur kurz nach der Injektion erschienen die Coriumpapillen, vollständig farbstoffdurchtränkt, klar und deutlich im vitalmikroskopischen Bild.

Damit ist eine Möglichkeit geschaffen, die Coriumpapillen der menschlichen Haut intravital selektiv anzufärben.

In hyperpigmentierter Haut konnten wir mit derselben Technik beweisen, daß es sich bei den Anfärbungen tatsächlich um Coriumpapillen

handelte, denn hier konnten die durch die Pigmentierung begrenzten
Papillen leicht mit den angefärbten Strukturen verglichen werden.

Als Ergebnis dieser Vitalfärbungen bei mehreren Dutzend Injektionen
ergab sich, daß die Anzahl der Papillen pro Flächeneinheit in den Naevuszellnaevi größer war als die der normal pigmentierten Haut.

In der Literatur wird nun wiederholt behauptet, daß die Austauschfläche Corium/Epidermis an den Stellen umso größer sei, an denen
das Corium mehr einzelne papilläre Auffältelungen zeigt (30). Näher
untersucht worden ist dieser Sachverhalt an der Haut aber noch nicht.

Ausgehend von der Annahme, daß die Coriumpapille dem Rotationskörper
einer Parabelfunktion entspricht, rechneten wir einige Möglichkeiten
an einem mathematischen Modell durch. Dabei legt man eine konstante
Raumgröße von $0,1 \text{ mm}^3$ zugrunde und variierte in Abhängigkeit von der
Grundfläche der Anzahl der Papillen. Unter entsprechender Verringerung
der Grundfläche wurde anschließend die Höhe verändert (0,1, 0,2, 0,5
und 1,0 mm).

Erstaunlich ist dabei, daß trotz vielfacher Kombination die Summe
der erreichbaren Volumina stets gleich gross ist.

Vergleicht man allerdings die Zahl der möglichen Rotationsparaboloide
mit der der Gesamtoberfläche, indem man sie logarythmisch gegeneinander aufträgt, so erkennt man, daß mit zunehmender Höhe des Raumes die
erreichbare Summe der Mantelflächen mit der Raumhöhe umso mehr -
jeweils linear - ansteigt, d.h. je höher jeder einzelne Rotations-
paraboloid ist, desto größer wird die jeweils mögliche Gesamtoberfläche.

Bezogen auf die Haut fragt man sich, ob die Ernährungslage der Epidermis vom Volumen der Coriumpapillen oder von ihrer Mantelfläche
(= Austauschfläche) abhängt. Ein Vergleich der Mantelflächen mit den
Durchmessern der Basiskreise der Rotationsparaboloide zeigt, daß je
"dünner" die Rotationsparaboloide sind, desto größer die Gesamtoberfläche wird. Es liegt auch hier fast eine lineare Abhängigkeit vor.

Für die Haut würde das bedeuten, daß die Austauschfläche Corium/Epidermis umso größer wird, je dünner die einzelpapillären Auffältelungen werden. Insofern bringt der Übergang von einer leistenförmigen zu einer mehr einzelpapillären Coriumauffältelung einen beträchtlichen Gewinn an physiologischer Austauschfläche.

Pigmentierung des Coriums

Im Corium kann Pigment in corial gelegenen Melanozyten, Makrophagen oder frei im Gewebe vorkommen (39). In fast allen Pigmentnaevi findet sich Melanin auch innerhalb des Corium.
Vitalhistologisch sind coriale Pigmentierungen leicht zu erkennen. Im Bereich der Papillenkuppen sind pigmentierte Basalzellen schwach oder überhaupt nicht sichtbar. Stärkere Pigmentmuster an diesen Stellen wiesen auf eine coriale Besetzung melaninenthaltender Zellen hin. Lassen sich dann, vor allem mit stärkeren Objektiven Hyperpigmentierungen in oberen Epidermiszellagen (insbesondere im Stratum corneum) ausschließen, ist die Diagnose gewiß.

Bei der Differenzierung zwischen epidermaler und corialer Pigmentation ließ sich die Äquidensitometrie mit Erfolg einsetzen. Gezielte Äquidensiete erlauben eine detaillierte Trennung.

Die Kapillaren

Die Kapillarschleifen sind in der normal verhornten Haut nur mit ihrem obersten Anteil sichtbar. Nur, wenn die entsprechende Epidermis ausgesprochen pigmentarm ist, kann man andeutungs-weise vor und nachgeschaltete Gefäße erkennen.

Pro Coriumpapille ist meistens eine Kapillarschleife ausgebildet. Es können aber ausnahmsweise auch einmal zwei Kapillaren in einer Papille vorhanden sein. Die Anzahl der Kapillarschleifen in einem Hautareal kann somit der Papillenzahl dieses Gebietes gleich gesetzt werden. Allerdings finden sich in einem Gebiet mehr leistenförmiger Auffaltung des Corium etwas andere Verhältnisse.

Ein gänzlich anders strukturiertes Bild bietet sich beim beginnenden Melanom. Hier treten stark vermehrte und verzweigte Kapillarnetze als Ausdruck der Gefäßneubildungen auf.

Ansonsten sind je nach Pigmenttumorart keine eindeutigen Unterschiede nach Kapillaranzahl und -form erkennbar.

Hämatogene Pigmentierungen

Sie entstehen durch Blutaustritte in das die Kapillaren umgebende Gewebe. Frische Extravasate bereiten in ihrer Diagnose vitalmikroskopisch keine Schwierigkeiten, wohingegen bei der Beurteilung einige Tage alter Blutungen (Abbauprodukte des Hämoglobin) bestimmte Kriterien zu berücksichtigen sind.

In Pigmentnaevi sind Blutungen äußerst selten. Sie treten nur auf entweder nach äußeren mechanischen Verletzungen oder in der Folge malignen Wachstums. Da jedoch jede Blutung zu einer Verdunkelung der Läsion führt, wird sie vom Kliniker - mitunter zu Unrecht - als Entartungskriterium ersten Ranges angesehen.

Kriterien maligner Entartung

Als Ausdruck geschwulstartigen Wachstums in Naevuszellnaevi, d.h. als Verdachtsmomente für ein beginnendes malignes Melanom haben vitalhistologisch folgende Charakteristika zu gelten:
1. Pigmentierung aller Epidermisschichten, vor allem auch des Stratum corneum
2. fehlende Coriumpapillenbegrenzungen
3. stark pigmentierte Zellnester, die bis in das Corium hinabziehen
4. stark vermehrte und abnormal verzweigte Kapillarnetze
5. hämatogene Pigmentierungen verschiedenen Alters
6. entzündliche Infiltrate.

Selbstverständlich brauchen nicht alle kennzeichnenden Eigenschaften zusammenzutreffen, um einen begründeten Verdacht zu erwecken, aber schon das Auftreten von zwei bis drei Kriterien sollte den Untersucher zu erhöhter Aufmerksamkeit zwingen.

Diskussion

Nach der vorliegenden Literatur versuchten bisher als einzige
GOLDMAN und MACKIE, pigmentierte Hautläsionen vitalmikroskopisch
zu untersuchen.
Von einer Vitalhistologie kann allerdings bei ihnen keine Rede
sein.

GOLDMANs Arbeiten, die in die Jahre 1947 - 1956 fallen, wurden
durch die verwendeten Mikroskope schon technisch enge Grenzen gesetzt: Vergrößerungen von maximal 100fach, fehlende Immersionsmittel
und zu schwache Lichtquellen. Die Tatsache, daß er seine vitalmikroskopischen Befunde nicht anhand histologischer Serienschnitte kontrollierte, läßt nur eine sehr vorsichtige Wertung seiner Untersuchungen zu.

MACKIE führte zwischen 1970 und 1972 umfangreichere Untersuchungen
durch. Er benutzte das binokulare Operationsmikroskop von Zeiss mit
Vergrößerungen von 6fach bis 40fach. Fotographien zur Dokumentation
wurden bei 10- und 16facher Vergrösserungen auf Buntfilm angefertigt.
Als Immersionsöl benutzte er Olivenöl. Es erfolgte eine Kontrolle an
histologischen Schnitten. MACKIE wandte also nahezu dieselben Untersuchungstechniken wie GOLDMAN an, nur 16 Jahre später. Seine vitalmikroskopische Charakteristik eines cutanen Naevuszellnaevus beispielsweise geht über die von GOLDMAN (20, 21) gegebene nicht hinaus.

MACKIE bleibt dabei leider zu sehr in reiner Deskription stecken
("background pigmentation" etc.); so schreibt er zur Lokalisation
des Pigmentes: "...and such pigment deposits as were present were
situated deeply in the dermis; this can be demonstrated by the fact
that, when the reflexions from the oil on the epidermis surface are
sharply in focus, the pigment deposits are not."
Eine solche Schlußfolgerung ist bei Endvergrößerungen von 40fach nach
den uns vorgelegten Befunden nicht möglich. Denn schon die Differentialdiagnose Pigment/Blut kann bei dieser Vergrößerung sehr oft nicht
geklärt werden, ganz abgesehen von Feststellungen über die Lokalisation des Pigmentes.

Sehr großen Wert legte MACKIE auf die Beurteilung der Kapillaren in
den verschiedenen Pigmentnaevi. Nun ist schon sehr viel über die
Vitalmikroskopie der Kapillaren in gesunder und kranker Haut geschrieben worden. DieAnzahl der Veröffentlichungen ist unübersehbar (bei
ILLIG (31) findet sich eine sehr gute Literaturzusammenstellung). Das
Studium nur einiger dieser Arbeiten mahnt bei der Beurteilung der
Kapillaren zur äußersten Vorsicht. Man kann deshalb, so meinen wir,
nicht von abnormen Kapillaren etc. schlechthin sprechen. Die Kapillarmuster der menschlichen Haut sind, besonders auch im Bereich der
Pigmenttumoren, ,so vielfältig, daß sie sich nicht auf wenige Grundmuster reduzieren lassen.

NISHIYAMA (44) konnte an histologischen Schnitten nachweisen, daß
in Naevuszellnaevi kein eindeutiger Zusammenhang zwischen den Kapillaren und der junktionalen Aktivität besteht.
Das konnten wir anhand der von uns vitalhistologisch untersuchten
Naevi durchaus bestätigen.

Eine kleinere Arbeit zur Vitalhistologie des beginnenden malignen
Melanoms erschien 1972 von SCHUMANN und BIESS. Sie zeigt einige Kriterien maligner Entartung auf.

Nach den von uns durchgeführten Untersuchungen läßt sich bezüglich
der Vitalhistologie der Pigmenttumoren feststellen:
1. Die Vitalhistologie ist, ,auch bis auf absehbare Zeit, (noch)
   keine Routinemethode in der dermatologischen Klinik, denn sie
   erfordert technisch eine entsprechende Einarbeitung und wissenschaftlich eine entsprechende Erarbeitung der jeweiligen Entscheidungskriterien.
2. Die vitalhistologischen Befunde müssen stets an histologischen
   Serienschnitten überprüft werden. Erst nach histologischer Bestätigung können sie zu Kriterien einer späteren Diagnose an einem
   anderen Patienten werden.
3. Mit irgendwelcher Schematisierung muß gerade bei der Vitalhistologie der Pigmenttumoren sehr, sehr vorsichtig umgegangen werden.

Bei Ausnutzung aller vitalhistologischer Möglichkeiten kann eine
diagnostische Vorentscheidung mit hoher Wahrscheinlichkeit gefällt
werden. Werte von 88 % richtiger vitalmikroskopischer Befunde vor
der Exzision pigmentierter Läsionen, wie MACKIE (38) sie angibt,
halten wir auch bei Anwendung der besten heute verwendbaren Technik
für übertrieben. Solche Aussagen sind dazu geeignet, falsche Hoff-
nungen an die Methode zu knüpfen oder die Vitalmikroskopie in dieser Hinsicht zu diskreditieren.

Die Vitalhistologie kann und will die herkömmliche Histologie nicht
ersetzen. Sie kann aber eine Hilfe bei der Frühdiagnose von großem
Wert sein.

Dabei sollten bei der vitalhistologischen Untersuchung der Pigmentnaevi alle Möglichkeiten ausgenutzt und wie folgt vorgegangen werden:
1. Verwendung bestmöglicher Optik
2. vitalmikroskopische Inspektion mit fotographischer Dokumentation
3. Auswerten der Fotographien
4. gegebenenfalls Herstellung gezielter Äquidensite und deren Aus-
   wertung
5. Ausmessen und Berechnen der Coriumpapillen, Zellgrößen und
   Epidermisdicken
6. Gesamtwertung der Befunde.

Die Objektive und damit die optische Leistung des Intravitalmikros-
kopes liegen mit ihren gegenwärtigen Apertur-, Vergrößerungs- und
Auflösungswerten an den technischen Grenzen; die Beleuchtung kann
kaum noch verstärkt werden.

Durch systematische Erweiterung der Na-Fluorescein-Färbetechnik könnten
zusätzlich cytochemische Kriterien der Epidermiszellen bei der Beurteilung der Pigmenttumoren genutzt werden, wie sie ähnlich von BER-
TALANFFY und BERTALANFFY (2) für die Akridinorange-Fluorescenz-Cytodiagnostik in der Gynäkologie aufgezeigt wurden.

Neben dem Äquidensitenverfahren ist es seit einiger Zeit möglich, Grauwerte im Computer zu verarbeiten und einen in Symbolen übertragenen Computerausdruck mit flächenhafter und prozentualer Verteilung der Grauwerte zu erhalten (VOLKMANN, 67).

Da der Anschluß einer Fernsehkamera anstatt des Fotoansatzes der Orthomat-Kamera sehr einfach ist - wir verwandten eine solche Kamera mit Videorecorder schon wiederholt für andere vitalmikroskopische Fragestellungen -, könnte das ausführliche Ergebnis einer vitalhistologischen Untersuchung schon einige Minuten nach Beendigung der vitalmikroskopischen Inspektion vorliegen.

Literaturverzeichnis

1. BEJDL, W.   Fluoreszenzmikroskopische Untersuchungen der menschlichen Haut mit pH-abgestuften Farblösungen.
Mikroskopie $\underline{5}$, 83 (1950)

2. BERTALANFFY, L. u. F. BERTALANFFY   Akridinorange-Fluorescenz-Cytodiagnostik in der Früherkennung des Krebses.
Ärztl. Mitt. $\underline{59}$, 46 (1962)

3. BETTMANN, S.   Kapillarmikroskopische Befunde bei histologisch nachweisbaren Gefäßveränderungen der Haut.
Beitr.path.Anat., Jena $\underline{77}$, 277 (1927)

4. BETTMANN, S.   Über Dermatogramme und ihre Verwertung.
Arch.Derm.Syph., Berlin $\underline{153}$, 637 (1928)

5. BETTMANN, S.   Zur Oberflächenmikroskopie der Haut am lebenden Menschen.
Arch.Derm.Syph., Berlin $\underline{161}$, 444 (1930)

6. BOERNER, D.   Fluoreszenzmikroskopische Studien an der Haut.
Mikroskopie $\underline{5}$, 235 (1950)

7. CAWLEY, E.P., RATHBUN, D. u. WHEELER, C.E.   Infrared spectroscopic studies of pigmented skin tumors.
Arch.Dermat. $\underline{70}$, 748 (1954)

8. DELACRETAZ, J. u. H. JAEGER   Die Melanome (Die malignen Melanome).
In: GOTTRON, H.A. u. W. SCHÖNFELD: Dermatologie und Venerologie IV, 591, Thieme, Stuttgart, 1960

9. DONDERS, R.   Etude sur les vaisseaux visibles à l'éxterieur.
Ann. d'oculislique $\underline{51/52}$, 187 (1864)

10. EHRING, F.   Unna und die geschichtliche Entwicklung der Lehre Eppingers vom inneren Kreislauf.
Münch.med.Wschr. $\underline{50}$, 1730-1733 (1956)

11. EHRING, F.   Über Mikroblutungen am Nagelwall. Eine vitalhistologische Studie.
Habil-Schrift, Münster 1956

12. EHRING, F.   Geschichte und Möglichkeiten einer Histologie an der lebenden Haut.
Hautarzt $\underline{9}$, 1 (1958)

13. EHRING, F.   Der Schweißgang im Stratum corneum in vitalhistologischer Sicht.
Hautarzt $\underline{9}$, 25 (1958)

14. EHRING, F.	Die mediale Nagelwallkante in vitalmikroskopischer Sicht.
Arch.klin.exp.Dermat. 212, 374 (1961)

15. EHRING, F.	Die Regenerationszeit der menschlichen Epidermis.
Hautarzt 13, 499 (1962)

16. EHRING, F.	Die obersten Hautschichten als Ausscheidungsorgan.
Hautarzt 16, 219 (1965)

17. EHRING, F. u.	Die Regenerationszeit der Epidermis im Stratum
    D. PACK	germinativum (1970)

18. EHRING, F. u.	Vitalmikroskopie am Endothel der Nagelwallka-
    J. SCHUMANN	pillaren. III. Europ.Konf.Mikrozirk., Jerusalem (1964)
Bibl.anat.vol. 7, 310 (1965)

19. FREITAG, V.	Die Morphologie des sogenannten Scheitelkügelchens in vitalmikroskopischer Sicht.
Inaug.Dissert., Münster 1964

20. GOLDMAN, L.	Some investigative studies of pigmented nevi with cutaneous microscopy.
J.invest.Dermat. 16, 407 (1951)

21. GOLDMAN, L.	Clinical studies in microscopy of the skin at moderate magnification.
Arch.Dermat. 75, 345 (1957)

22. GOLDMAN, L. u.	Studies in microscopy of the surface of the
    Younker, W.	skin.
J.invest.Der. 9, 11 (1947)

23. GRUNDMANN, E.	Allgemeine Cytologie.
Thieme, Stuttgart, 1964

24. HAUSS, H.	Differentialdiagnostik bösartiger Hautgeschwülste.
Schleswig-Holst. Ärzteblatt, Sonderheft März 1961

25. HEIMBERGER, H.	Färbeversuche am Capillarendothel und die Lymphräume des Papillarkörpergewebes.
Z.ges.exp.Med. 55, 1/2, 17 (1927)
zit, n. EHRING u. SCHUMANN 1965)

26. HEITE, H.-J.	Bericht über das Symposion "Malignes Melanom"
Hautarzt 14, 554 (1963)

27. HERZBERG, J.J.	Zur Diagnostik und Therapie der Melanocytoblastome.
Arch.klin.exp.Dermat. 203, 142 (1956)

28. HOFMANN, W. — Behandlungsprobleme des Melanocytoblastoms.
Dtsch.Gesundh.wesen 19, 1441 (1964)

29. HUETER, C. — Die Cheilo-Angioskopie, eine neue Untersuchungsmethode zur physiologischen und pathologischen Zwecken.
Zbl.med.Wiss. 13/14, 225 (1879)

30. HUNDEIKER, M. u. K. BREHM — Hautrelief und Capillararchitektur.
Arch.Dermat.Forsch. 242, 78 (1971)

31. ILLIG, L. — Die terminale Strombahn, Capillarbett und Mikrozirkulation.
Springer, Göttingen/Berlin/Heidelberg 1961

32. JAENSCH, W. — Die Hautkapiööarmikroskopie
Marhold, Halle, 1929

33. KÖLLIKER, A. — Mikroskopische Anatomie oder Gewebelehre des Menschen.
I, Engelmann, Leipzig, 1889

34. KOPF, A.W. u. R. ANDRADE — A histologic study of the dermoepidermal junction in clinically "intradermal" nevi, employing serial sections. I. Junctional theques. In: The pigment cell. Molecular, biological and clinical aspects.
Part I. Annals of the New York Academy of Sciences. 100, 200-223, New York, 1963

35. LEONHARDI, G. u. W. FURCH — Hautwiderstandsmessungen gegenüber Gleichstrom, eine Möglichkeit zur Unterscheidung von benignen und malignen Hauttumoren, insbesondere des malignen Melanoms.
Hautarzt 15, 308 (1964)

36. LOMBARD, W.P. — Der Blutdruck in den Kapillaren und kleinen Venen der menschlichen Haut.
Zbl.Physiol. 25, 157 (1911)

37. MACKIE, R.M. — An aid to the preoperative assessment of pigmented lesions of the skin.
Brit.J.Dermat. 85, 232 (1971)

38. MACKIE, R.M. — Cutaneous microscopy in vivo as an aid to preoperative assessment of pigmented lesions of the skin.
Brit.J.Plast.Surg. 25, 123 (1972)

39. MEHREGAN, N. u. H. PINKUS — Artifacts in dermal histopathology.
Arch.Dermat. 94, 218 (1966)

40. MELCZER, N. u.   Zur frühzeitigen Erkennung von Melanoblastomen.
     J. KISS   Dermatologica 117, 242 (1958)

41. MISHIMA, Y.   Melanosis circumscripta Praecancerosa (Dubreuilh).
                             J.invest.Dermat. 34, 361 (1960)

42. MÜLLER, O.   Die feinsten Blutgefäße des Menschen in gesunden und kranken Tagen. Bd. 1 u. 2, Enke, Stuttgart 1937, 1939

43. MUTSCHELNKAUSS, R. u. Die Technik der Vitalmikroskopie in der Mundhöhle.
     J. SCHUMANN   Dt. Zahnärztl.Z. 20, 915 (1965)

44. NISHIYAMA, S.   Capillardarstellung durch die alkalische Phosphatasefärbung bei verschiedenen Dermatosen. VII.Mitt.: Naevuszellen, Melanome, Lymphadenosis, Lymphom und Retikulose.
                             Hautarzt 15, 313 (1964)

45. PARRISIUS, W.   Beobachtungen der Schweißdrüsenausführungsgänge mit dem Kapillarmikroskop.
                             Münch.med.Wschr. 68, 232 (1921)

46. PINKUS, H. u.   A guide to dermatohistopathology.
     MEHREGAN, A.H.   Mereditt. Corp., New York, 1969

47. SANTLER, R.   Zur Klinik, Therapie und Prognose des Melanomalignoms.
                             Hautarzt 14, 265 (1963)

48. SAPHIER, J.   Die Dermatoskopie.
                             Münch.med.Wschr. 57 (1921)

49. SAPHIER, J.   Die Dermatoskopie. II. Mitt.
                             Arch.Derm.Syph., Berlin 132, 69 (1921)

50. SCHNYDER, U.W.   Klinik und Differentialdiagnose des malignen Melanoms.
                             Schweiz.med.Wschr. 100, 963 (1970)

51. SCHUMANN, J.   Auflichtmikroskopie an der lebenden Haut mit starken Immersionsobjektiven.
                             Mikroskopie 19, 275 (1964)

52. SCHUMANN, J.   Vitalmikroskopie der Haut mit dem Spaltopakilluminator nach Vonwiller.
                             Leitz-Mitt. Wiss. u. Techn. 111, 119 (1965)

53. SCHUMANN, J.   Vitalhistologie an lokal gefärbter Haut.
                             Inaug.Dissert.Biol., Münster 1967

54. SCHUMANN, J.   Das vitalhistologische Bild der Kaninchenhaut.
                             Z.wiss.Mikrosk. 69, 6 (1968)

55. SCHUMANN, J. — Cytologische Befunde an lokal gefärbter lebender Haut.
Arch.klin.exp.Dermat. 232, 66 (1968)

56. SCHUMANN, J. — Granulation in endothelial cells of skin Capillaries.
5th Europ.Conf.Microcorc., Gothenburg 1968.
Bibl.Anat., Nr. 10, 361-365 (1969)

57. SCHUMANN, J. — Die Funktion der Cutis-Epidermisgrenze im extracapillären Kreislauf der Haut.
Arch.klin.exp.Dermat. 237, 367-371 (1970)

58. SCHUMANN, J. — Vitalhistologische Befunde am extracapillären Kreislauf in Corium und Epidermis.
Erg.Angiol. 3, 373-380 (1970)

59. SCHUMANN, J. — Neue Möglichkeiten in der Technik der Vitalmikroskopie an der Haut.
Z.wiss.Mikr. u. mikr.Techn. 70, 1 (1970)

60. SCHUMANN, J. u. V. FREITAG — Intravascular aggregation of erythrocytes in human skin capillaries. III.Europ.Conf.Microcirc., Jerusalem 1964.
Bibl.anat. 7, 310 (1965)

61. SCHUMANN, J. u. R. MUTSCHELKNAUSS — Penetration und Resorption von Sauerstoffblasen durch Haut und Schleimhäute. Vitalmikroskopische Untersuchung.
Arch.klin.exp.Dermat. 234, 345 - 352 (1969)

62. SCHUR, H. — Haut und Hautkapillaren im mikroskopischen Bilde.
Z.angew.Anat.,Berlin 5, 214 (1920)

63. SCOLARI, E.G. — Gli aspetti dell irroratione sanguifera cutanea alle luce delle capillaroscopia a forte ingradimento. Milano 1933

64. SPALTEHOLZ, W. — Die Verteilung der Blutgefäße in der Haut.
Arch.Anat.Entwicklungsgesch. 1-54 (1893)

65. STOCKINGER, L. — Fluorochromierungsstudien an der Kopfhaut.
Mikroskopie 5, 79 (1950)

66. STURGGER, S. — Fluoreszenzmikroskopie und Mikrobiologie.
Schaper, Hannover, 1949

67. VOLKMANN, H. — Neue Dimensionen der photographischen Technologie.
Umschau in Wissenschaft und Technik 72, 449 (1972)

68. VONWILLER, P. Die Kapillaroskopie mit starken Vergrösserungen.
Verh.Schweiz.Naturforsch.Ges., Basel 243 (1927)

69. WEISS, E. Beobachtungen und mikrophotographische Darstellung der Hautkapillaren am lebenden Menschen.
Dtsch.Arch.klin.Med. 119, 1 (1916)

Abbildungen

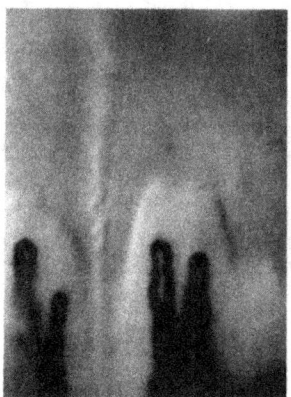

Abb. 1: Kapillaren, getrübte Schicht, Schweißgang
(ca. 180 x)

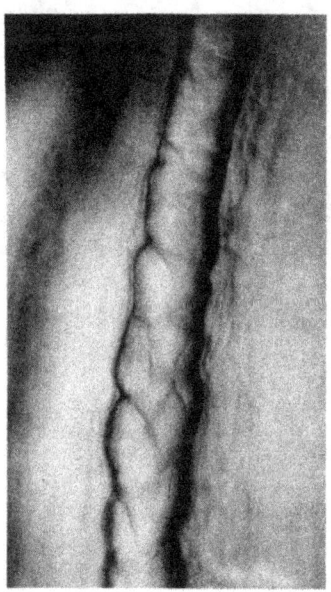

Abb. 2: Schweißgang im Stratum corneum
(ca. 1000 x)

- 38 -

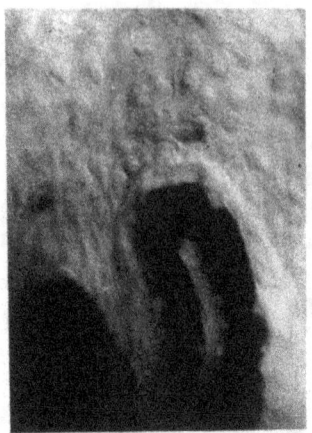

Abb. 3: Kapillaren mit Endothel, Papille und Zellen im Stratum germinativum
(ca. 500 x)

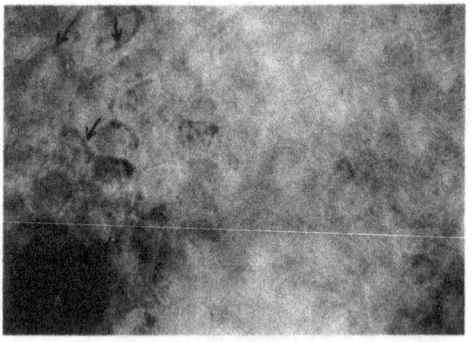

Abb. 4: Epithelzellen mit Melaningranula (Pfeile)
(ca. 1000 x)

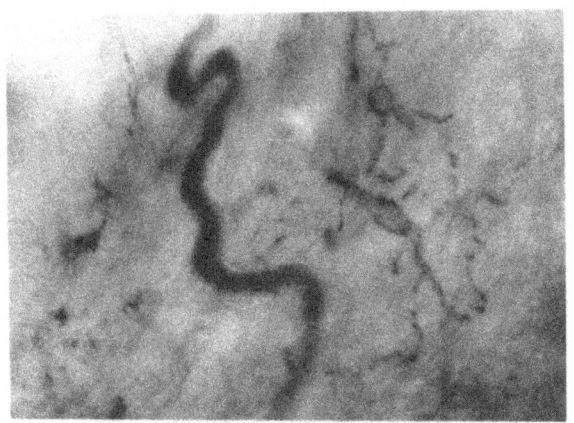

Abb. 5: Melanocyten mit Dendriten in der Epidermis
(ca. 500 x)

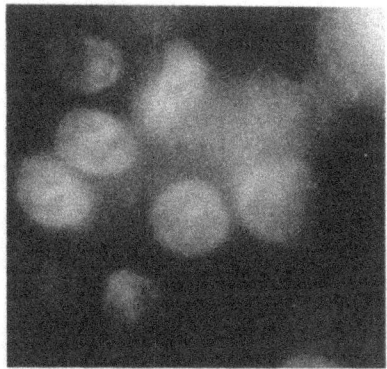

Abb. 6: Epithelkerne mit Coriphosphin O vital gefärbt
(ca. 1500 x)

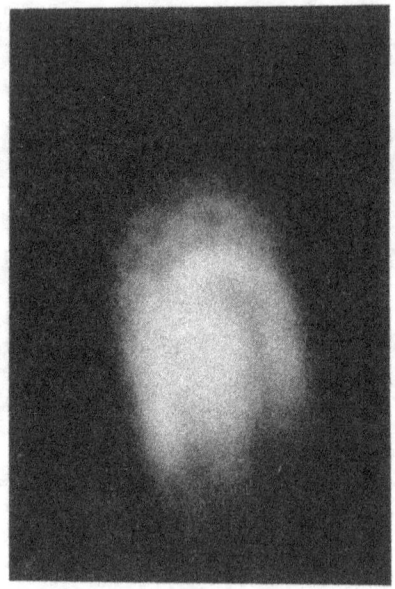

Abb. 7:   Fluorescein-Natrium dringt in die interepithelialen
          Spalten ein
          (ca. 500 x)

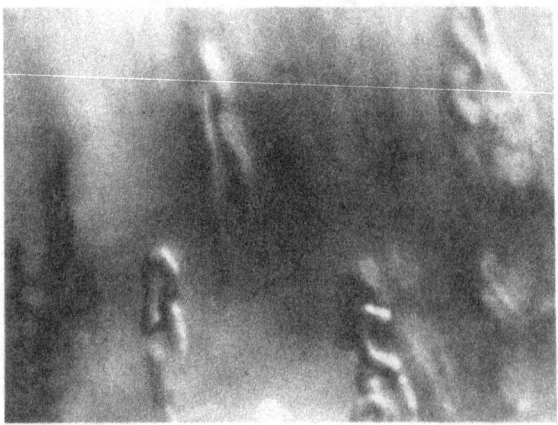

Abb. 8:   Sauerstoffblasen in Kapillaren der Mundschleimhaut
          (ca. 500 x)

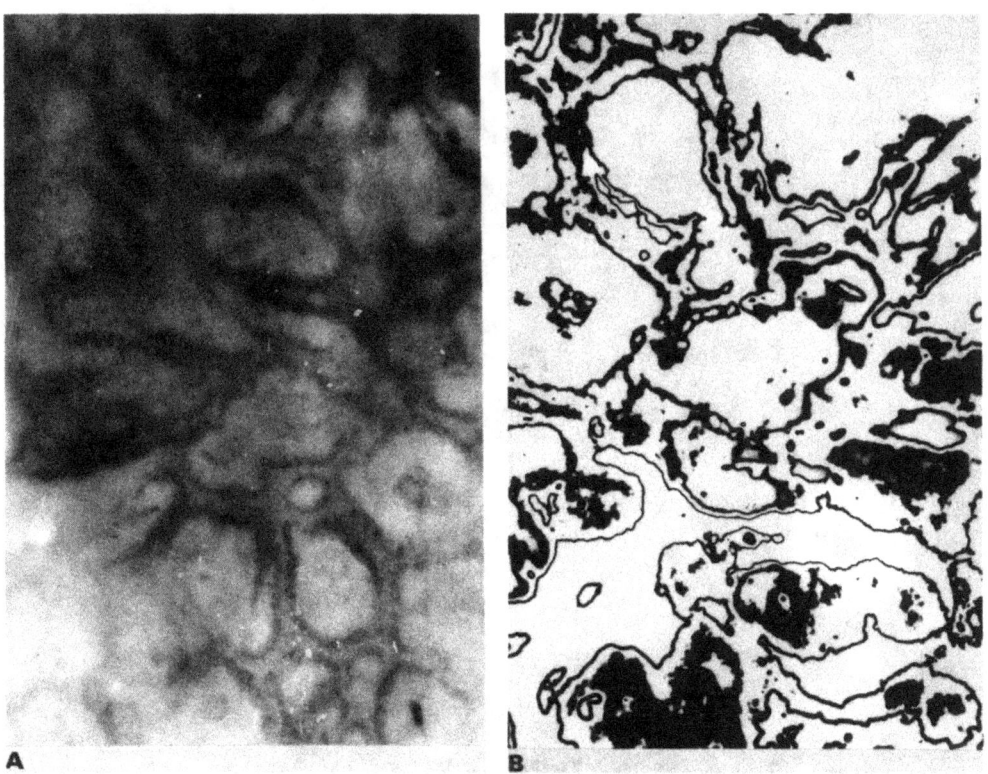

Abb. 9: Vitalhistologisches Bild eines Naevuszellnaevus
a) vitalmikroskopische Aufnahme
   (ca. 100 x)
b) Äquidensitendarstellung 3. Ordnung

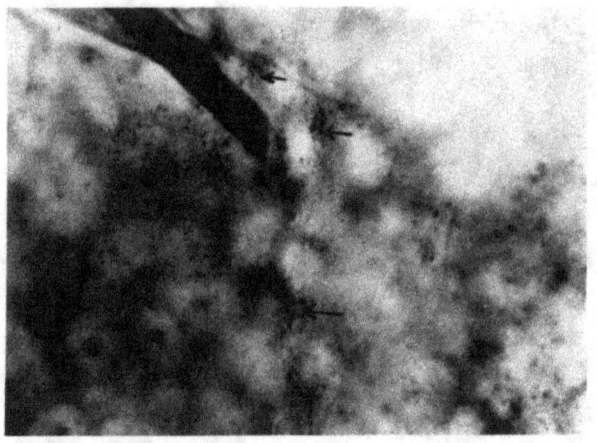

Abb. 10: Pigment im Stratum corneum
(ca. 140 x)

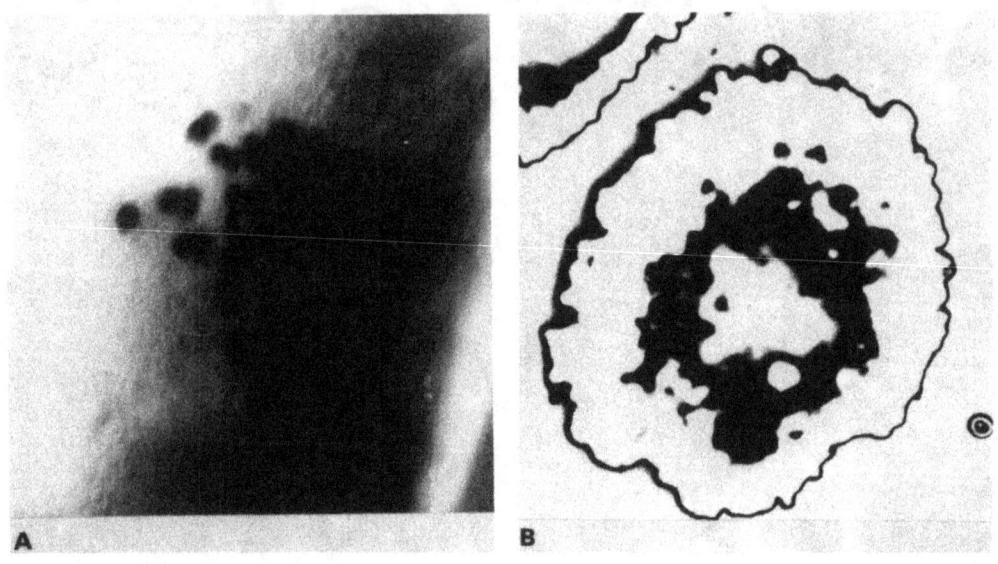

Abb. 11: Naevuszellen
a) vitalmikroskopische Aufnahme
(ca. 400 x)
b) Äquidensi-tendarstellung (Ausschnitt)

FORSCHUNGSBERICHTE
des Landes Nordrhein-Westfalen

*Herausgegeben
im Auftrage des Ministerpräsidenten Heinz Kühn
vom Minister für Wissenschaft und Forschung Johannes Rau*

Die »Forschungsberichte des Landes Nordrhein-Westfalen« sind in zwölf Fachgruppen gegliedert:

Wirtschafts- und Sozialwissenschaften
Verkehr
Energie
Medizin/Biologie
Physik/Mathematik
Chemie
Elektrotechnik/Optik
Maschinenbau/Verfahrenstechnik
Hüttenwesen/Werkstoffkunde
Metallverarb. Industrie
Bau/Steine/Erden
Textilforschung

Die Neuerscheinungen in einer Fachgruppe können im Abonnement zum ermäßigten Serienpreis bezogen werden. Sie verpflichten sich durch das Abonnement einer Fachgruppe nicht zur Abnahme einer bestimmten Anzahl Neuerscheinungen, da Sie jeweils unter Einhaltung einer Frist von 4 Wochen kündigen können.

WESTDEUTSCHER VERLAG
5090 Leverkusen 3 · Postfach 300 620

GPSR Compliance

The European Union's (EU) General Product Safety Regulation (GPSR) is a set of rules that requires consumer products to be safe and our obligations to ensure this.

If you have any concerns about our products, you can contact us on

ProductSafety@springernature.com

In case Publisher is established outside the EU, the EU authorized representative is:

Springer Nature Customer Service Center GmbH
Europaplatz 3
69115 Heidelberg, Germany